U0273328

中国古医籍整理丛书

芷园臆草存案

明·卢复　著

于仪农　韦永红　赵仁龙　校注

中国中医药出版社

·北　京·

图书在版编目（CIP）数据

芷园臆草存案/（明）卢复著；于仪农，韦永红，赵仁龙校
注. —北京：中国中医药出版社，2016.11
（中国古医籍整理丛书）
ISBN 978 - 7 - 5132 - 3274 - 6

Ⅰ.①芷…　Ⅱ.①卢…　②于…　③韦…　④赵…　Ⅲ.①中
药性味—中国—清代　Ⅳ.①R285.1

中国版本图书馆 CIP 数据核字（2016）第 071976 号

中 国 中 医 药 出 版 社 出 版
北京市朝阳区北三环东路 28 号易亨大厦 16 层
邮政编码　100013
传真　010 64405750
三河市鑫金马印装有限公司印刷
各地新华书店经销

＊

开本 710×1000　1/16　印张 4.5　字数 20 千字
2016 年 11 月第 1 版　2016 年 11 月第 1 次印刷
书　号　ISBN 978 - 7 - 5132 - 3274 - 6

＊

定价　15.00 元
网址　www.cptcm.com

社长热线　010 64405720
购书热线　010 64065415　010 64065413
微信服务号　zgzyycbs
书店网址　csln.net/qksd/
官方微博　http://e.weibo.com/cptcm
淘宝天猫网址　http://zgzyycbs.tmall.com

国家中医药管理局
中医药古籍保护与利用能力建设项目
组织工作委员会

主 任 委 员 王国强

副 主 任 委 员 王志勇　李大宁

执 行 主 任 委 员 曹洪欣　苏钢强　王国辰　欧阳兵

执行副主任委员 李　昱　武　东　李秀明　张成博

委　　　　员

各省市项目组分管领导和主要专家

 （山东省）武继彪　欧阳兵　张成博　贾青顺

 （江苏省）吴勉华　周仲瑛　段金廒　胡　烈

 （上海市）张怀琼　季　光　严世芸　段逸山

 （福建省）阮诗玮　陈立典　李灿东　纪立金

 （浙江省）徐伟伟　范永升　柴可群　盛增秀

 （陕西省）黄立勋　呼　燕　魏少阳　苏荣彪

 （河南省）夏祖昌　刘文第　韩新峰　许敬生

 （辽宁省）杨关林　康廷国　石　岩　李德新

 （四川省）杨殿兴　梁繁荣　余曙光　张　毅

各项目组负责人

 王振国（山东省）　　王旭东（江苏省）　　张如青（上海市）

 李灿东（福建省）　　陈勇毅（浙江省）　　焦振廉（陕西省）

 蔡永敏（河南省）　　鞠宝兆（辽宁省）　　和中浚（四川省）

前　言

中医药古籍是传承中华优秀文化的重要载体，也是中医学传承数千年的知识宝库，凝聚着中华民族特有的精神价值、思维方法、生命理论和医疗经验，不仅对于传承中医学术具有重要的历史价值，更是现代中医药科技创新和学术进步的源头和根基。保护和利用好中医药古籍，是弘扬中国优秀传统文化、传承中医学术的必由之路，事关中医药事业发展全局。

1949 年以来，在政府的大力支持和推动下，开展了系统的中医药古籍整理研究。1958 年，国务院科学规划委员会古籍整理出版规划小组在北京成立，负责指导全国的古籍整理出版工作。1982 年，国务院古籍整理出版规划小组召开全国古籍整理出版规划会议，制定了《古籍整理出版规划（1982—1990）》，卫生部先后下达了两批 200 余种中医古籍整理任务，掀起了中医古籍整理研究的新高潮，对中医文化与学术的弘扬、传承和发展，发挥了极其重要的作用，产生了不可估量的深远影响。

2007 年《国务院办公厅关于进一步加强古籍保护工作的意见》明确提出进一步加强古籍整理、出版和研究利用，以及

"保护为主、抢救第一、合理利用、加强管理"的方针。2009年《国务院关于扶持和促进中医药事业发展的若干意见》指出，要"开展中医药古籍普查登记，建立综合信息数据库和珍贵古籍名录，加强整理、出版、研究和利用"。《中医药创新发展规划纲要（2006—2020）》强调继承与创新并重，推动中医药传承与创新发展。

2003~2010年，国家财政多次立项支持中国中医科学院开展针对性中医药古籍抢救保护工作，在中国中医科学院图书馆设立全国唯一的行业古籍保护中心，影印抢救濒危珍本、孤本中医古籍1640余种；整理发布《中国中医古籍总目》；遴选351种孤本收入《中医古籍孤本大全》影印出版；开展了海外中医古籍目录调研和孤本回归工作，收集了11个国家和2个地区137个图书馆的240余种书目，基本摸清流失海外的中医古籍现状，确定国内失传的中医药古籍共有220种，复制出版海外所藏中医药古籍133种。2010年，国家财政部、国家中医药管理局设立"中医药古籍保护与利用能力建设项目"，资助整理400余种中医药古籍，并着眼于加强中医药古籍保护和研究机构建设，培养中医古籍整理研究的后备人才，全面提高中医药古籍保护与利用能力。

在此，国家中医药管理局成立了中医药古籍保护和利用专家组和项目办公室，专家组负责项目指导、咨询、质量把关，项目办公室负责实施过程的统筹协调。专家组成员对古籍整理研究具有丰富的经验，有的专家从事古籍整理研究长达70余年，深知中医药古籍整理研究的重要性、艰巨性与复杂性，履行职责认真务实。专家组从书目确定、版本选择、点校、注释等各方面，为项目实施提供了强有力的专业指导。老一辈专家的学术水平和智慧，是项目成功的重要保证。项目承担单位山东中医药大学、南京中医药大学、上海中医药大学、福建中医药大学、浙江省中医药研究院、陕西省中医药研究院、河南省中医药研究院、辽宁中医药大学、成都中医药大学及所在省市中医药管理部门精心组织，充分发挥区域间互补协作的优势，并得到承担项目出版工作的中国中医药出版社大力配合，全面推进中医药古籍保护与利用网络体系的构建和人才队伍建设，使一批有志于中医学术传承与古籍整理工作的人才凝聚在一起，研究队伍日益壮大，研究水平不断提高。

本着"抢救、保护、发掘、利用"的理念，该项目重点选择近60年未曾出版的重要古医籍，综合考虑所选古籍的保护价值、学术价值和实用价值。400余种中医药古籍涵盖了医经、基础理论、诊法、伤寒金匮、温病、本草、方书、内科、外科、女科、儿科、伤科、眼科、咽喉口齿、针灸推拿、养生、医案医话医论、医史、临证综合等门类，跨越唐、宋、金元、明以迄清末。全部古籍均按照项目办公室组织完成的行业标准《中医古籍整理规范》及《中医药古籍整理细则》进行整理校注，绝大多数中医药古籍是第一次校注出版，一批孤本、稿本、抄本更是首次整理面世。对一些重要学术问题的研究成果，则集中收录于各书的"校注说明"或"校注后记"中。

"既出书又出人"是本项目追求的目标。近年来，中医药古籍整理工作形势严峻，老一辈逐渐退出，新一代普遍存在整理研究古籍的经验不足、专业思想不坚定等问题，使中医古籍整理面临人才流失严重、青黄不接的局面。通过本项目实施，搭建平台，完善机制，培养队伍，提升能力，经过近5年的建设，锻炼了一批优秀人才，老中青三代齐聚一堂，有效地稳定了研究队伍，为中医药古籍整理工作的开展和中医文化与学术的传承提供必备的知识和人才储备。

本项目的实施与《中国古医籍整理丛书》的出版，对于加强中医药古籍文献研究队伍建设、建立古籍研究平台，提高古籍整理水平均具有积极的推动作用，对弘扬我国优秀传统文化，推进中医药继承创新，进一步发挥中医药服务民众的养生保健与防病治病作用将产生深远影响。

第九届、第十届全国人大常委会副委员长许嘉璐先生，国家卫生计生委副主任、国家中医药管理局局长、中华中医药学会会长王国强先生，我国著名医史文献专家、中国中医科学院马继兴先生在百忙之中为丛书作序，我们深表敬意和感谢。

由于参与校注整理工作的人员较多，水平不一，诸多方面尚未臻完善，希望专家、读者不吝赐教。

国家中医药管理局中医药古籍保护与利用能力建设项目办公室

二〇一四年十二月

许 序

　　"中医"之名立，迄今不逾百年，所以冠以"中"字者，以别于"洋"与"西"也。慎思之，明辨之，斯名之出，无奈耳，或亦时人不甘泯没而特标其犹在之举也。

　　前此，祖传医术（今世方称为"学"）绵延数千载，救民无数；华夏屡遭时疫，皆仰之以度困厄。中华民族之未如印第安遭染殖民者所携疾病而族灭者，中医之功也。

　　医兴则国兴，国强则医强。百年运衰，岂但国土肢解，五千年文明亦不得全，非遭泯灭，即蒙冤扭曲。西方医学以其捷便速效，始则为传教之利器，继则以"科学"之冕畅行于中华。中医虽为内外所夹击，斥之为蒙昧，为伪医，然四亿同胞衣食不保，得获西医之益者甚寡，中医犹为人民之所赖。虽然，中国医学日益陵替，乃不可免，势使之然也。呜呼！覆巢之下安有完卵？

　　嗣后，国家新生，中医旋即得以重振，与西医并举，探寻结合之路。今也，中华诸多文化，自民俗、礼仪、工艺、戏曲、历史、文学，以至伦理、信仰，皆渐复起，中国医学之兴乃属必然。

迄今中医犹为国家医疗系统之辅，城市尤甚。何哉？盖一则西医赖声、光、电技术而于20世纪发展极速，中医则难见其进。二则国人惊羡西医之"立竿见影"，遂以为其事事胜于中医。然西医已自觉将入绝境：其若干医法正负效应相若，甚或负远逾于正；研究医理者，渐知人乃一整体，心、身非如中世纪所认定为二对立物，且人体亦非宇宙之中心，仅为其一小单位，与宇宙万象万物息息相关。认识至此，其已向中国医学之理念"靠拢"矣，虽彼未必知中国医学何如也。唯其不知中国医理何如，纯由其实践而有所悟，益以证中国之认识人体不为伪，亦不为玄虚。然国人知此趋向者，几人？

国医欲再现宋明清高峰，成国中主流医学，则一须继承，一须创新。继承则必深研原典，激清汰浊，复吸纳西医及我藏、蒙、维、回、苗、彝诸民族医术之精华；创新之道，在于今之科技，既用其器，亦参照其道，反思己之医理，审问之，笃行之，深化之，普及之，于普及中认知人体及环境古今之异，以建成当代国医理论。欲达于斯境，或需百年欤？予恐西医既已醒悟，若加力吸收中医精粹，促中医西医深度结合，形成21世纪之新医学，届时"制高点"将在何方？国人于此转折之机，能不忧虑而奋力乎？

予所谓深研之原典，非指一二习见之书、千古权威之作；就医界整体言之，所传所承自应为医籍之全部。盖后世名医所著，乃其秉诸前人所述，总结终生行医用药经验所得，自当已成今世、后世之要籍。

盛世修典，信然。盖典籍得修，方可言传言承。虽前此50余载已启医籍整理、出版之役，惜旋即中辍。阅20载再兴整理、出版之潮，世所罕见之要籍千余部陆续问世，洋洋大观。

今复有"中医药古籍保护与利用能力建设"之工程，集九省市专家，历经五载，董理出版自唐迄清医籍，都400余种，凡中医之基础医理、伤寒、温病及各科诊治、医案医话、推拿本草，俱涵盖之。

噫！璐既知此，能不胜其悦乎？汇集刻印医籍，自古有之，然孰与今世之盛且精也！自今而后，中国医家及患者，得览斯典，当于前人益敬而畏之矣。中华民族之屡经灾难而益蕃，乃至未来之永续，端赖之也，自今以往岂可不后出转精乎？典籍既蜂出矣，余则有望于来者。

谨序。

第九届、十届全国人大常委会副委员长

许嘉璐

二〇一四年冬

王 序

中医学是中华民族在长期生产生活实践中，在与疾病作斗争中逐步形成并不断丰富发展的医学科学，是中国古代科学的瑰宝，为中华民族的繁衍昌盛作出了巨大贡献，对世界文明进步产生了积极影响。时至今日，中医学作为我国医学的特色和重要医药卫生资源，与西医学相互补充、相互促进、协调发展，共同担负着维护和促进人民健康的任务，已成为我国医药卫生事业的重要特征和显著优势。

中医药古籍在存世的中华古籍中占有相当重要的比重，不仅是中医学术传承数千年最为重要的知识载体，也是中医为中华民族繁衍昌盛发挥重要作用的历史见证。中医药典籍不仅承载着中医的学术经验，而且蕴含着中华民族优秀的思想文化，凝聚着中华民族的聪明智慧，是祖先留给我们的宝贵物质财富和精神财富。加强对中医药古籍的保护与利用，既是中医学发展的需要，也是传承中华文化的迫切要求，更是历史赋予我们的责任。

2010 年，国家中医药管理局启动了中医药古籍保护与利用能力建设项目。这既是传承中医药的重要工程，也是弘扬优秀民族文化的重要举措，不仅能够全面推进中医药的有效继承和创新发展，为维护人民健康做出贡献，也能够彰显中华民族的璀璨文化，为实现中华民族伟大复兴的中国梦作出贡献。

相信这项工作一定能造福当今，嘉惠后世，福泽绵长。

国家卫生和计划生育委员会副主任
国家中医药管理局局长
中华中医药学会会长

王国强

二〇一四年十二月

马 序

　　新中国成立以来，党和国家高度重视中医药事业发展，重视古籍的保护、整理和研究工作。自 1958 年始，国务院先后成立了三届古籍整理出版规划小组，分别由齐燕铭、李一氓、匡亚明担任组长，主持制订了《整理和出版古籍十年规划（1962—1972）》《古籍整理出版规划（1982—1990）》《中国古籍整理出版十年规划和"八五"计划（1991—2000）》等，而第三次规划中医药古籍整理即纳入其中。1982 年 9 月，卫生部下发《1982—1990 年中医古籍整理出版规划》，1983 年 1 月，中医古籍整理出版办公室正式成立，保证了中医古籍整理出版规划的实施。2002 年 2 月，《国家古籍整理出版"十五"（2001—2005）重点规划》经新闻出版署和全国古籍整理出版规划领导小组批准，颁布实施。其后，又陆续制定了国家古籍整理出版"十一五"和"十二五"重点规划。国家财政多次立项支持中国中医科学院开展针对性中医药古籍抢救保护工作，文化部在中国中医科学院图书馆专门设立全国唯一的行业古籍保护中心，国家先后投入中医药古籍保护专项经费超过 3000 万元，影印抢救濒危珍、善、孤本中医古籍 1640 余种，开展了海外中医古籍目录调研和孤本回归工作。2010 年，国家财政部、国家中医药管理局安排国家公共卫生专项资金，设立了"中医药古籍保护与利用能力建设项目"，这是继 1982～1986 年第一批、第二批重要中医药古籍整理之后的又一次大规模古籍整理工程，重点整理新中国成立后未曾出版的重要古籍，目标是形成并普及规范的通行本、传世本。

为保证项目的顺利实施，项目组特别成立了专家组，承担咨询和技术指导，以及古籍出版之前的审定工作。专家组中的许多成员虽逾古稀之年，但老骥伏枥，孜孜不倦，不仅对项目进行宏观指导和质量把关，更重要的是通过古籍整理，以老带新，言传身教，培养一批中医药古籍整理研究的后备人才，促进了中医药古籍保护和研究机构建设，全面提升了我国中医药古籍保护与利用能力。

作为项目组顾问之一，我深感中医药古籍保护、抢救与整理工作的重要性和紧迫性，也深知传承中医药古籍整理经验任重而道远。令人欣慰的是，在项目实施过程中，我看到了老中青三代的紧密衔接，看到了大家的坚持和努力，看到了年轻一代的成长。相信中医药古籍整理工作的将来会越来越好，中医药学的发展会越来越好。

欣喜之余，以是为序。

中国中医科学院研究员

马继兴

二〇一四年十二月

校注说明

《芷园臆草存案》为明代医家卢复的医案选集，不分卷。

卢复，明代钱塘（今杭州）人，字不远，号芷园，早年习儒，后攻医学，著《芷园臆草》，凡五种。撰《本草纲目博议》，内容见其子卢之颐《本草乘雅半偈》中。辑《神农本草经》，为现存《神农本草经》辑本较早者。

《芷园臆草存案》为《芷园臆草》之一种，系卢复"因思二十年作医，其昭著人耳目、真实得意处，颇有限量，因随记数则"而成，因而为精选之案。全书载案 20 则，每案先案后论，重视治本，重视脉诊，重视议病，篇幅虽短，但多有卓见。清代魏之琇辑《续名医类案》，收入《芷园臆草存案》所载医案。

《芷园臆草存案》现存清乾隆三十年（1765）刻本、清乾隆三十四年（1769）《医林指月》宝笏楼刻本、抄本等。

本次整理以中国中医科学院图书馆所藏清乾隆三十四年（1769）宝笏楼刻《医林指月》本为底本，以浙江省中医研究院图书馆收藏的近代曹炳章所藏抄本（简称"曹抄本"）为主校本，参用《续名医类案》为他校依据。其所引文献以通行本为校勘依据。

具体校注方法如下：

1. 繁体竖排改为简体横排，并予标点。

2. 原书中异体字、古体字、俗写字，径改不出注。

3. 原书中通假字，保留原字，于首见处出注说明。

4. 原书中药物异名予以保留，于首见处出注。

5. 原书中地名、人名、官名、典故相对生疏者，予以简注。

6. 原书中字词疑难或生疏者，予以简注。

7. 原书中引用前代文献，予以说明。

8. 原书无总目，无篇目，今据各案原文拟名置于篇首，并编总目置于书前。

自　记①

　　辛酉②病间③，出寄④紫芝禅室，忆自疾作案，它日反覆⑤展视，似觉有启于中。因思二十年作医，其昭著人耳目、真实得意处，颇有限量，因随记数则。其望古人一着不虚，岂不愧杀？普请博识大方，洞察一生败阙⑥。

癸亥⑦孟夏自记

----

　①　自记：此题原无，今补。
　②　辛酉：明熹宗天启元年（1621）。
　③　病间（jiàn 见）：病好转或初愈。典出《论语·子罕》。
　④　出寄：离家寄居。
　⑤　反覆：反复。覆，回，也作"复"。
　⑥　败阙（quē 缺）：过失。阙，缺点。
　⑦　癸亥：明熹宗天启三年（1623）。

目 录

伤寒误治

万历乙巳①三月，梁八秀才以作文时受寒，服发散药十余帖，热盛汗多，蒸蒸如云雾，高一二尺，湿透衣被，日易十数番。至十四日，遂昏不识人，舌短眼瞀②，脉浮大无伦。予诊之，先以温粉③扑其周身，使汗孔收敛，次用人参五钱、生附三钱煎服，便能识人，惟言语谵妄，又七日始苏。有客问曰：脉浮病当在表，应从发散；汗出理宜热退，何便神昏？表脉盛热，舌短眼瞀，邪盛之极，何用大热补剂？盛热之表，何得扑满孔窍？请分疏④之。予曰：大凡治病，先求其本，不可泥其形症。如寒水为邪，必然心火受病。此病原从思虑时受寒，政⑤为心火不及而受水侮，此是病本。更兼多行发散，重虚其心。心液既已散漫，精神便无主宰，苟非黑附顺从水色而横助火大⑥，人参转回阳气而保定精神，则无根之火易灭，无主之脏不已乱乎？且不先固其外，则内无旋理⑦；唯内立真主⑧，斯

---

① 万历乙巳：明神宗万历三十三年（1605）。
② 瞀：目不明。
③ 温粉：方名，见《伤寒论·辨太阳病脉证并治》，未载组成，其组成及用量后世多有变化。
④ 疏：解释。
⑤ 政：通"正"。《墨子·节葬下》孙诒让《闲诂》："政、正通。"
⑥ 火大：佛教术语"四大"说之一，此指人体阳气。
⑦ 旋理：回旋之机。
⑧ 真主：指心阳。心属火，为君主之官，因称。

贼始逃遁。又黑为癸色，甘为戊味，戊癸合德，化火真机，造化之妙有如此者，何得尚执脉浮表散之言耶？苟脉不大，热不盛，则元气尽去，安望其有生理也？盖定民之乱者，唯在复其固有，大热盛脉，本其故吾①，俾之奠安②而天下太平，是有主以摄持之尔。客曰：有主斯定，何复言语谵妄七日耶？予曰：能识人则主斯立，言语谵妄者，犹民虽安而侯尚未宁也③。七日自复，阳生之定理，客又奚疑？

---

① 故吾：故我，指原有的体质状态。
② 奠安：安定。
③ 民虽安而侯尚未宁也：《左传·僖公二十七年》载晋文公即位两年，欲用民力，大臣子犯认为百姓"未安其居"，晋文公于是"入务利民"。百姓安居后晋文公又想用民力，子犯认为"民未知信""民未知礼"，晋文公采纳其建议，多年后终于称霸。此用以解说"言语谵妄"的症状需要一个过程才可消失。侯，指晋文公。

外风挟饮

严忍公正君①，病发热无汗，呕吐不止，脉反沉弱。人皆以为少阴症，忍公茫然无措，召予脉之，沉弱中独右关表弦而中滑，予以为风邪挟胃中水饮停积所致。用干葛、半夏、吴萸、黄连，急煎缓服，呕吐遂止。而热转盛，忍公亟②召予复诊视，脉势欲浮，命其进粥。闻者皆骇，以热甚无汗为辞而不敢。予再三强之，呷浓米饮半杯，遂有汗而热平。再进薄粥，汗多而热退。忍公问予曰：风寒之邪，世俗大禁饮食，吃粥退热，真为闻所未闻。予曰：风之与寒，原自有别，世盖混之耳。仲景桂枝汤之治风，服已啜粥，古人之精义也。夫风者木也，木克土，脾胃受之。仲景治法妙在不治风木，但令湿土气行，而风木之邪自散。今以正君之弱质，水饮虽行而呕止，风邪欲散而转热，故脉势欲浮也。非谷气扬溢，则胃力孱弱，汗从何来？是借桂枝之义以除风邪之不能汗者。予遵所闻如此，似③广君之未闻。

---

① 正君：《续名医类案》卷四作"内人"。

② 亟（jí急）：急忙。

③ 似：通"以"。《说文通训定声·颐部》："似，假借为'以'。"曹抄本作"以"。

便 血

戊申①秋，山水泛洪，道途险恶，从桐庐之五管②严氏转至分水王元极家。方坐堂上，有人从外来，望其色黄而内深青，问元极，乃族兄也。问何病，云唯便血。予谓春来病必甚，春分法当死。至己酉③二月，果急召予，未至江滨而讣至。有僧尝主元极④，知甚悉，乃问予曰：君工方脉，然未尝诊候，何望其来遽断云死在半年之前乎？予曰：脉者形之机，色者气之兆。予读仓公舍人奴案⑤，故心识其为脾伤之色，至春土不胜木，法当死。然舍人奴以四月死者，尚肥，而王之体已瘦耳。僧曰：君尝往往起危疾于旬日间，半年之前岂无方便⑥以使之生乎？何幸其言之中也？曰：噫！予何人斯，能过扁鹊耶？鹊之言曰：越人非能生死人也，当生者，越人能使之起耳。且疾之所在有四：曰络曰经，曰腑曰脏。《内经》以腑病尚属半死，而脏病则绝不可活。其人既伤脾脏，色已外显，故可预期。予特举古人之所已验者耳，又何幸焉？

---

① 戊申：明神宗万历三十六年（1608）。

② 五管：地名，今属浙江桐庐，其地严姓以东汉严光（子陵）为始祖。

③ 己酉：明神宗万历三十七年（1609）。

④ 有僧尝主元极：以元极"替身"出家的僧人。古时信佛而无法出家者，有的会出资请人替自己出家修行。

⑤ 仓公舍人奴案：见《史记·扁鹊仓公列传》。

⑥ 方便：方法。

瘟 疫

　　丙辰①，永嘉孝廉王龙友南还，从者病，召予诊之。望其色黯紫，舌本深红，知其次日当病，果发热。越三日，其叔培竹欲归，将发，诊其脉沉而散，予遂极力挽留。谓龙友虽病而脉有神理，培竹身虽未病而邪实深入，病于中路，将奈何？至次晚大吐，脉随脱。药以人参三钱，脉复。有以枣仁等剂投之者，其热转盛。十四日，脉已八至，舌短神昏。予以非今晚用下，必然胃烂。幸其甥张季昭为之担当，因用芩、连、大黄一剂，次日遂愈。随行十五人皆疫，一老仆殿后，法亦当下，以无人担当，稍过期舌遂缩入，不能咽水浆，七日毙。主人问：两孝廉及随行皆疫，疫，一症也，何其先后重轻不等，而治之下一法也？其当下失下，生死霄壤，然又可以前知，是主何术？予曰：天行疫疠乃一方气化，人受之者从口鼻入，因人色力盛衰为病势轻重。审色与脉，可以先知之。又疫者，温热病之沿漫也。其病之因，从寒郁火，其色当紫，紫为水克火之色也。火病之发，应心之苗，故舌色深红。杜清碧②谓之将瘟舌，而脉体须浮，浮脉象火，病发必顺，若沉则邪入甚深，势必暴焚者，逆

---

① 丙辰：明神宗万历四十四年（1616）。
② 杜清碧：杜本，元代清江（今属江西）人，号清碧，据《敖氏舌法》增补为《敖氏伤寒金镜录》，为现存最早的验舌专著。

也。永嘉两君，一得其色，一得其脉，其轻重亦为易晓。然火性急烈而中宜虚，故河间得旨，邪入里深者，莫不用下，下之中空，而火性自平矣。中实则火无从散，其溃烂可必。当下之时，真不可缓，失时之宜，无繇①着力。思培竹主仆，每为惕然②。

---

① 繇：通"由"。《说文通训定声·孚部》："繇，假借为'由'。"
② 惕然：戒惧貌。

小肠疝

陈孟杍尊公①，戊午②六月自山东邸中受寒，时尚淹淹未王③也。至次年二月，忽小腹与腰急痛，令人紧挽外肾，稍松便欲死。予用羌活、黄檗、茯苓、肉桂等剂，令其刮委中，痛止。足软，至五月天热，身发紫斑，有汗至足而始健。孟杍问曰：老父痛症甚奇，诸名公百方不合，而兄以一药随愈。至足软，意易起④耳，何待百日而始瘳⑤？难易之故云何？予曰：诸君治痛，故未得效。予臆认症，故愈随之。曰：何谓证？予曰：证者，外显之症候也。曰：诸公岂不以腰痛、小腹痛、眩运⑥、欲死为外候耶？予笑曰：正惑于此耳。症无指归，病从何愈？不知此是小肠腑病也。经曰：小肠病者，腰脊控睾而痛⑦。予以羌活入太阳小肠，故痛随愈。然身犹未健者，未尽本病之因，必欲待时而畅耳。尊公原自六月伤寒，太阳有所未尽，故入腑

---

① 尊公：对他人父亲的敬称。
② 戊午：明神宗万历四十六年（1618）。
③ 王：通"旺"。《说文通训定声·壮部》："王，假借为'旺'。"
④ 起：曹抄本作"与"。
⑤ 瘳（chōu 抽）：病愈。
⑥ 运：通"晕"。《金匮要略·五脏风寒积聚病脉证并治》高学山注："运，与'晕'同。"
⑦ 小肠……而痛：语本《灵枢·邪气脏腑病形》。

而痛作。久病气衰，虽补未达，其因原以寒邪郁火，故需①夏时则火力全，而血脉之邪始去。所以斑出足汗，百骸畅美者，寒得净尽而火遂融通也。所谓因势利导，当如是耳。

---

① 需：待。

呃　逆

　　秋间，孟杼正君因怒发呃三日夜，侵晨①急柬召予，以事夺，至未末②往诊。孟杼愁容怨语，泣涕嗟若。予诊之，曰：来极迟，效极速。药进而寝。次日喜见，曰：昨心欲裂，方治后事，以兄诙谐宽我耳，宁③期一药而果效，真不解其故。予曰：予开肝郁也，内君特怒之未畅，气将入胃而不能，故发呃。予不治呃，用柴胡等条达木郁，郁解则止。暴病气全，故易愈耳。

---

　　①　侵晨：黎明。
　　②　未末：未时之末。未时，午后 13～15 时。
　　③　宁（nìng 佞）：岂。

伛偻病

浦江张二如上舍①，病脊膂痛，艰于起拜，形伛偻，楚甚，就予诊之。以为精虚，须龟鹿四仙膏一大剂，服三月方可愈也。彼不信。越三年，再来就治。用四仙膏一料，佐以透冰丹二十粒，全愈。其族人问故，予曰：此房后风入髓中，骨气不精，故屈伸艰利。用透冰以祛肾风，用四仙以填骨髓，病去精满，百体从令矣。顾二如三年之中未尝不服补精血、祛风邪之药，何不见效，必凑予言？不知药不可优侗②，而用须精专，若能深知底奥，自然中彀③。似二如症，使之填髓入骨中，透风自骨出，治得其本，宁愁其末？若徒事末，岂止三年而后效也？

---

① 上舍：对读书人的尊称。
② 优侗（lǒngtǒng 扰统）：含糊貌。
③ 中彀（gòu 够）：谓切中病机。彀，箭靶。

眩　晕

　　白下①缮部②戴养吾夫人恙，召诊。寸关不透，体常倦怠，眩运不食，胸鬲③痞满。予以为肝脾之气不伸，用八珍加升麻、柴胡，愈而体实。每病，取前方服之，即安。后之瑞安、之滇南十五年，皆倚恃焉。若稍为加减，便不获效。养吾公解组林下④，每过湘水⑤，必得良晤⑥，尝以夫人为信心此方也。夫人性静体厚，起居安适，是以气血不振而消沮⑦，故于补气血药中加开提之剂。盖得其性情如布帛菽粟⑧，若将终身焉者。所云信心二字，真为良药。世之任医，厌常喜新，安得恒守一方至十五年耶？

---

　　①　白下：南京的别称。

　　②　缮部：对工部营缮清吏司郎中之称。

　　③　鬲：通"膈"。《洪武正韵·陌韵》："膈，胸膈心脾之间，通作'鬲'。"

　　④　解组林下：谓辞官归乡。组，印绶。林下，退隐之处。

　　⑤　湘水：指杭州。杭州萧山有湘湖，因称杭州为湘水。

　　⑥　良晤：愉快相聚。

　　⑦　消沮：耗减。

　　⑧　布帛菽粟：日常所赖之物，喻心性平和。菽，豆类。

痿　证

织造①刘太监，病痿一年。欲求速效，人亦咸以旦暮效药应之。二月，予诊之，六脉细弱，血气大虚。其性忌言虚，以己为内家②也。然多手拥近侍之美者，所以愈欲讳之。予直抗言③曰：尊体极虚，非服人参百剂，不复能愈。若所云旦暮效者，是欺也，予不敢为附和。遂用十全大补汤四剂。又惑人言，不肯用参。乃与掌家亢乙合约，阳为不用而阴乃用参。至四月，参且及斤，药将百帖，而能起矣。次年七月疾作，予欲再用前法加参。彼仍不信，因断其至冬仍痿，立春必死。乃主逢迎者以为中人参之毒，当拔之使出，真为闻所未闻。冬至后果不能起，春前二日死。嗟嗟！药之已疾者，与病对也，岂可曲顺人情，谄诳取容哉？有问：何以先知其痿？予曰：冬病在四肢，以元气虚而复病，冬则阳气内藏，外无所用，手足便病，况旧有厥疾者乎？大加培护，尚虞或失，可妄施己意耶？可付一叹！

---

①　织造：明清时在南京、苏州等地设专局，掌皇室及祭祀等事所用丝织品织造。

②　内家：指太监。

③　抗言：高声而言。

伤寒蓄血

来熙庵廉宪①急柬召予，诊其侄方大，身体丰硕，伤寒已二十八日，人事不省，不能言语，手足扬掷，腹胀如鼓而热烙手，目赤气粗，齿稿②舌黑。参附石膏、硝黄芩连，无不服，诸名公已言旋③矣。予诊之，脉浊鼓手。用大黄一两，佐以血药一剂，下黑臭血一二斗，少苏，四剂始清。熙庵公问：予侄昏三日，所存唯一息耳，君何用剂且大且多？幸遂生全，敢问其说。予曰：治病用药，譬之饮酒，沧海之量，与之涓滴则喉唇转燥矣。以若大躯壳，病邪甚深，不十倍其药，何效之臻？且此恙寒邪入胃，畜血④在中，其昏沉扬掷，是喜忘⑤如狂之深者也。不知为病而望之为死，不弃之乎？夫大黄未尝不用，苟投非其时，品剂轻小，一或不应，则心惑矣，宁能放胆而用哉？

① 廉宪：明代对提刑按察使之称。
② 稿：干枯。《说苑·建本》："弃其本者，荣华稿矣。"
③ 言旋：归去。典出《诗经·小雅·黄鸟》。
④ 畜血：积血。畜，通"蓄"。《周易·序卦》："比必有所畜。"陆德明释文："畜，本亦作'蓄'。"
⑤ 喜忘：时见谵妄。忘，通"妄"。《老子·十六章》："不知常，忘作，凶。"朱谦之校释："忘、妄古通。"

呕　吐

　　湖墅①史大正君恙，呕吐之声，远及百武②。脉之，左关鼓指，不连于寸，两尺滑搏，于左独加，水饮不入唇七日矣。因为透肝之剂，断必孕男，药进而呕定，月足果产男。因问予曰：内子寒热大作，呕吐不食，人皆以伤寒治之，君独以为孕。其柴胡、白芍、吴萸、黄连虽未专用，何一剂而呕遂平？予曰：医名方脉者，须察脉以定方也。人唯伺其症而不循其因，是以失之。今脉具在，不为症瞒，因病发药，故其言验也。尺中脉搏，固知为妊。其关不连寸者，盖肝志专而郁，善怒而不善发也。郁之既久而自发，振拉摧拔之象见焉。顺其性而伸之调之，肝舒气平，恶自无阻而呕自定耳。

---

①　湖墅：杭州的别称。见清代高鹏年《湖墅小志》。
②　武：古代以六尺为步，半步为武。

失　眠

　　闻子将尊堂①，丙午②冬月，心忽然如散而沉下，便不得睡，几三月矣。召诊，独左关弱，不能应指。予以为肝虚，须补其母，当立春始安。用熟地为君，茯苓、枣仁、当归、人参、防风、远志佐之，服二十帖，至期而愈。子将问：心散不寐，似属心经，何反以肾肝药见效，而立春日始应？请为分疏。予曰：此得之脉也。经曰：肝不足③则恐，恐则气下。虽情志无恐惧，而气象④似之。据脉按证，肝虚无疑矣。因肝不足，先其令而疾作。补母生肝，待时而元气乃复，岂得以心散便属心经？是非心散也，乃心见身中气散之象耳。则散者为病，见散非病。设心脏病则病矣，又何能自见其散哉？

---

①　尊堂：对对方母亲的尊称。
②　丙午：明神宗万历三十四年（1606）。
③　不足：《灵枢·本神》作"气虚"。
④　气象：疾病的态势。

脐 疝

汤某，长病腹痛，痛则绕脐有形，甚至欲死。人皆谓生气独绝于内，似有不起之虑。予诊之，关脉近尺有滑，附之长痛气羸，颇乏精彩①。因用枸杞为君，白芍、茯苓、肉桂、吴萸佐之，六剂痛止。服瑞竹堂方四制枸杞丸一料，竟愈。黎茂先举问②何疾，予曰：脐疝也。疝当引阴，原无斯证。然疝者，有形之痛而有所止之处，故字从山，不必定引阴也。疝本厥阴肝疾，其状若死，亦厥阴证，故用温补肝药，生气自复，不致内绝。此案贪天之功，予为可作起死一则看也。

----

① 精彩：神采。
② 举问：发问。

口 疮

李某，口舌生疮，几三年矣。脉浮细急数，按之空虚，而尺尤甚。用薛立斋肾虚火不归经法，以加减八味丸料，二剂即愈。此案初试立斋先生法纪，其捷效如此。为近世高明之家独出奇见，欲超出规矩绳墨之表，不知视立斋为何如？

善　恐

德清沈君鱼文学①，教子甚勤，自提抱便以棋子写易简字，嬉戏中教之识取。学语则引和诗章，读书则限数褪背②。对课③先从一门，如天文日月星辰类，使之尽明，次教地理等。然后天文、地理等串合，虚实错综焉，极易通晓。由之作破承④文字，法颇精简。当讲书，必使其从胸中知处透明，以俚俗语易经传义⑤。其长公十岁，便能属文⑥，三四艺无难色。然儿肄成⑦而自身病矣，亦无他恙，止是畏死，龟卜筮数⑧无不叩，名医之门无不造。一日就诊，为之立方用药，导谕千万言，略觉释然。明日侵晨又来求诊，以卜当十日死。予遂留宿斋头，大壮其胆。指诣菁山，叩闻谷禅师，授参究法⑨，参百日，念头始定而全安矣。戊午⑩，过东瀛吴对亭大参山房晤，言及先时恐惧

---

①　文学：明清时地方学官。

②　限数褪背：限定一定的字数倒背。褪背，即"退背"，倒背。

③　对课：对对子。

④　破承：八股文有破题和承题。用一二语点破文为"破题"，承破题而阐明为"承题"。

⑤　易经传义：《易经》《易传》的大义。

⑥　属文：撰写文章。

⑦　肄成：学成。肄，学习。

⑧　龟卜筮数：用龟甲、蓍草等预测吉凶。古时以龟甲占卜为"卜"，以蓍草占卜为"筮"。

⑨　参究法：即参禅，禅宗求证真心实相的门径。

⑩　戊午：明神宗万历四十六年（1618）。

状。盖君鱼善虑，虑出于肝，非思之比。思则志气凝定，而虑则运动展转，久之伤肝，肝血不足，则善恐矣。情志何物？非世间草木能变易其性，唯参禅一着，内忘思虑，外息境缘，研究性命之原，宁为生死所惑？是君鱼对证之大药也。君鱼病良已，能了知①此药物否？不觉默然。

---

① 了知：领悟。

纳 呆

　　永嘉何介甫文学，性沉静，病脾数年，饮食少唉，精神萎悴。辛酉①七月就诊，两关软弱，不透于寸。用参、苓、归、芍、陈皮、防风、甘草数十剂，至九月始归，遂善唉肥浓，数年之疾脱然。壬戌②春，再过钱塘，携美人蕉、佛桑花，赠遗特盛。问曰：予疾有年，补脾补肾，法非不详，而未之效，君何从平易得之？予曰：君疾在肝，非脾肾也。凡诊病者，当穷其源，无为证惑。如饮食少，虽关脾胃，其所以致脾病者何故？此自当审者。今君两关脉弱，不透于寸，右固脾虚明矣，而左则何应？此盖脾体不足而脾用不行也。何谓脾之用？肝也。星家③取克我者为用神④，脾体无肝木为之用，则气血便不条畅，运化迟钝而脾转转困矣。且秋令金肃，肝更不伸，予为补助肝木之气使之扬溢，则脾土伸舒，精神油然外发。虽不治脾，实所以治也，安用奇特之法哉？予政恐不能平易耳。平易之言，学之所未能者，今请事斯语。

---

① 辛酉：明熹宗天启元年（1621）。
② 壬戌：明熹宗天启二年（1622）。
③ 星家：星相家。
④ 用神：星相家称可补救八字不足的天干或地支。

疮 疡

吴叔显上舍，庚申①三月生疮，服药，疮已愈而喘急殊甚，十日不能就枕。予往诊之，先用开肺发疮，次用降气补肾，断其二日当疮发，五日当足肿，六日当出水，十日可喘定就睡。嗣后足生二毒，三月始复。秋之白下，就国学②读书。次年七月，偶以伤风微热，左三部脉唯隐隐见。饮大剂人参、归、芐③、甘草十帖，脉方起，二十帖如常。十月再感，左脉更不如秋，但微热，而起居如故也，三日就枕，七日头疼如破。因告其兄，极道秋病之危，今若昏沉，决无生理。彼尚疑余言。九日果微昏错语，十二日不识人，再七日死。其族昆④问曰：叔显昨岁垂危，君言变证，历历如响，幸全生焉。今冬示微恙，果应君言而殁。其症其因，为一为两？答曰：叔显骨气天弱，肾精不全，其疮亦从肾发也。不知而用发散药，元气转耗，疮毒内逆于肺而喘。予用四逆散使太阴气开，疮遂外出，用六味料使少阴纳气，息遂内匀。清升浊降，足肿生痏，病都外去，是以生也。今秋左脉不起，知元气内

---

① 庚申：明光宗泰昌元年（1620）。
② 国学：指南京国子监。
③ 芐（hù 户）：地黄。
④ 族昆：同族兄弟。

索①，不堪左旋②矣。比起而再戕贼③之，病发于骨髓，所以脑痛，因之遂昏，乃内关之证，气独内绝，是以死也。论其根本，皆出于肾，是一非两，不在证之轻重为异同也。

---

① 索：消损殆尽。
② 不堪左旋：谓无力回天。古时认为天道左旋、地道右旋，因称。
③ 戕（qiāng 枪）贼：残害。

谵 妄

蜀富顺孝廉①阮太和，讳士肃，病寓吴山下。召予诊，披衣强坐，对语甚庄，神气则内索也，身热进退，舌苔黄而厚。盖自吴门受寒，以肉羹为补而时啜之，遂缠绵及月。余用疏散轻剂，热退。又复强啖，再热，不能起坐。予时之富春，五日归，诊之，谵妄呼笑，不识人，已三日，形骨立，汗雨下，内热特甚，而胸胁之热扪之烙手，第脉尚有神。予用人参八钱加四逆散中，一剂而谵妄定，三剂而热邪清矣。自言其神魂穷天之上，极地之下，飞扬奇变，得太乙神符召之，始得返生。愈弥旬②，方啜粥，病中自为之记。别时问药状，余谓此寒伤心气，茌苒厥深，而凑于胸也。缘以不第③南旋，病淹④中道，骨肉之音虽近实违，药石之给⑤既缺且竭，心已伤矣。又反覆再四，汗液多亡，内无主宰，热遂入胸。胸为心主之宫城，精神因而涣散，是以游魂为变也。用四逆使热外出，加人参俾神内凝，气复邪散，是以生耳。

---

① 孝廉：汉代选拔人才的科目之一，明清时用为对举人之称。
② 弥旬：满十天。
③ 第：科举中第。
④ 淹：滞留。
⑤ 给：供给。

水 肿

诸暨瞿妇娄、富阳周妇马，皆少年水肿，肢体洪盛，胪腹①膨胀，水道不通，饮食绝口。有以为疸者，为鼓者，为气者。予往诊之，以药不克济②，乃针足上，出水皆石余，次日胀小减，三日大减。足尚肿，又针之，令服八味丸以温其肾，期年③皆孕。娄善调护，子母两全；马失调护，子母俱毙。此盖肾中阳气不足，阴气有余，遂聚水而病作。饮食汤药，用水而不能导之，转转助长，乃致于此。非针去水，则菀陈④之淤何从而泄？水去肾衰，非温补之，则浊凝之阴必致复聚。肾中之火大复燃，周身之阳气有蒂，天癸自行，生育可必。如流离之后所宜爱养，得之则生聚，否斯待毙耳。

---

① 胪腹：脘腹。胪，腹前肉。
② 克济：能够成功，谓用药有效。
③ 期（jī 机）年：一整年。
④ 菀（yùn 运）陈：蕴结的水邪。菀，通"蕴"。《说文通训定声·乾部》："菀，假借为'蕴'。"

吐　血

　　庚申腊月二十七夜，予患腹痛，恶寒泄泻，平旦且止，至暮复作，明日又止。至改元五日①，肛左微痛，起因房室，意为肾泄，服四神丸一大剂，泄痛竟止。早间肛左稍有核，其痛渐近尾闾，暮痛不可反侧，次暮以水化熊胆涂之，立觉凉气直上肺左，痛亦渐缓，略堪展转②。中夜吐痰，痰内见血一二点。辰时痔出白厚脓，竟可起坐。十一日早，与人多话，方栉发③，血从咳至，作意忍之，气定且止，煎六味丸料服，亦以为肾虚也。暮就枕，夜半睡觉，血即上涌如潮，喘声如锯，进童便及六味煎药，气稍定。才闻姜汤气触鼻，血即随涌，平旦始缓，夜再发如前。凡假寐片晌，背心蒸热，醒即血来，咽喉如截断，一涌盈掬，心急躁乱，欲多语言，声一响而血洊④至矣。十三早，议下，莫敢应。至晚势急，似无生理，乃用泻心配血药下之，不应。夜方大雪，点水成冻，用水调大黄末

---

　　①　改元五日：指天启元年（1621）正月五日。明神宗万历四十八年（1620）七月，万历帝去世。其年八月太子朱常洛即位，改次年为泰昌元年，即明光宗。当年九月光宗去世，皇长子朱由校即位，即明熹宗，复改次年为天启元年（1621）。

　　②　展转：翻身貌。

　　③　栉发：梳头。

　　④　洊（jiàn 件）：同"荐"，再。《集韵·霰韵》："荐，再也，通作'洊'。"

服，转欲去衣被，啜芩、连苦药如甘旨①。至五更，强进清米饮，药力忽转，解黑粪瘀泥，臭秽不可近，凡三次，血来之势少平。十五寅时交立春，以建宁老莲煎浓汤呷之，甚美，少间足心汗出，次手心出，次背心蒸蒸欲出，一日安和。至暮，以多语言，吐鲜血数口，颐儿②引仲景义，以赤小豆、连翘合泻心方法服之，觉上身气即开，脐以下不动而闷，汗出似前者三日，血亦渐减。二十外，大便自解如青泥，次解如铁弹者二三枚，血方净尽。嗟嗟！未解之前，几至不免，汗出之后，始有生机。追思病发之由，十月曾暴怒，顿足叫呼气喘如食顷③。腊月十七，围炉露坐大半夜，指爪朝来尽折，方旬遂病。盖自十月便不能构思，看书亦不深入，近觉神思昏瞀者浃旬④，病乃大重。余作医二十年，治吐血症众，往往起其危疑，及自罹此，便无主脑。如因房室起病，泄泻在夜，服四神而病已，益信为肾虚不疑。岂知服四神、六味，反为助长，以致病甚。若非偶中仲景方法，死不免矣。原余之疾，本于寒伤阴分，而寒水之气当乘心火，阴分之邪宜应迫血。用补肾血剂，偏助寒气，愈凝血液，火故暴焚，血留转瘀也。立春阴分汗出，势自然解，瘀秽下尽，血方始清。初以微寒，竟成大祸，用药之难，惯见且误。如脏毒之疼痛，吐血之喘急，须认其原从寒生。但当未解时，纵有人

---

① 甘旨：美味。
② 颐儿：卢之颐，字子由，也作子繇，号晋公，为本书作者之子。
③ 食顷：约一顿饭的时间。
④ 浃旬：一旬。浃，整个儿。

指出端倪，恐自亦不信也，而况不知医者乎？故审疾处方，不可执定规矩。今人知是吐血，便用止血行血，顺气降气，种种方法，岂非妙理？若不深中肯綮，反成毒害，慎之慎之！病愈四十日，方能策杖盘躄①室中。出寄紫芝禅室，静言思之，殊自可丑，简出成案，用供博采。

案成，客读之，难②曰：吐血之因，起自于寒，容或有之；血涌之状，以为非火，实难深信。且水之与火，不可同语，主何说以通之？余曰：人生气交中，平时惟一太极，内含阴阳五行之妙，不可得见其端倪，病则偏而动。阴阳五行，自相摩荡③，如止水之风，自有波澜也。设若受寒，即见寒之气象，便是波澜内撼其机，变现倾移往复之相，所谓一而二矣。故凡人伤于寒则为病热，热则火反病也。受一分寒，倒见一分火，寒有十分，则火有十分者，势也，理也。吐血固为火象，其所以然，实寒气抑之鼓之，而火始有力。病之本源，不在于火而在于寒，明矣。岂得竟以象火而归重于火耶？治病必求于本，必审于因，毋以形似害其义也。

客问：伤寒当分六经，君之吐血，属于何经？曰：寒者冬时之令也，人病因此，先动气化，余病在气化中论之，不入经也。入经便有定位，便可标的指示，自是伤寒一家，宜应别论。余初冬怒甚，便当动血，虽不呕出，血奚其清？而寒复伤荣，药偏补肾，其滔天惊人者，势使

① 盘躄：盘桓跛行。
② 难：诘问。
③ 摩荡：切摩而变化。

然也。

客问：设以为寒，何不发散，而以苦寒下之？实有似乎治火矣。又用赤小豆、连翘者何义？啜莲肉汤而得汗者，又何故也？曰：寒之害人，当分阴阳表里。余受寒于夜，旧浊其血，故邪凑其阴，而阴属有形之荣，所处深密，非表病之当发散者也。寒凝火郁，理必炎上，非苦寒之味从火之性而使之降，其热未可服也。火热郁勃，势虽燎炎，原从制抑所生，须作不足论之。仲景云：心气不足，吐血衄血者，泻心汤主之①。泻心者，泻血分有余之邪，使之相平乎不足之气也。心有不足，血无所主，兼并旧畜之瘀，郁遏盛甚而致暴焚，载血上行，仓皇淆妄，非下有形，安克效哉？顾苦寒下法，似乎降火，不知火之成患，政在不得上炎。有形能去，火空斯发，心气无虞不足矣。故知心气不足之从来，实在坚凝闭密之寒。火得疏通，安问坚凝闭密者乎？则奚为治火？实散寒也。其用连翘之易散，假赤豆之色同，皆欲心气之开，自无坚凝之害。至若莲得夏气之英华，子中复含甲，用透心之端倪者。心气偏郁于阴，透之还从阴出，又汗为心液，而从手足阴分外发，则莲子之用，若神助焉。

客问：服四神一剂而泄痛止，六味数进而喘急平，已见成效，何得以之为助长也？曰：余疾之来，始于盛怒，成于受寒，发于房室。三因较之，二分有余，一分不足。

---

① 心气……主之：语本《金匮要略·惊悸吐衄下血胸满瘀血病脉证治》。

今以四神之坚固，六味之填塞，则肾平矣。而寒水合德^①，严凝甚深，抑火燔焫^②，非无所自。且药石之力量，气血之转移，只在毫芒之间，可轻试耶？助长之言，识法自惧耳。

客问：睡觉血涌，源从何出？此从胃溢出，虽有咳喘，非关肺也。若自喉来，为真脏证，断无生理矣。曰：胃经虽多气多血，吐时盛甚，中有几何能若是耶？盖此从胃出，非胃中来。第自暴怒伤肝，血脏之机不无沸扰，况是冬时闭藏不密，浸至于寒，荣遂大沮，周身之血不凝而浊矣。人卧血归平和，肝乃纳之。今其浊矣，遂会流于胃海，醒时生气上升，乘之泛滥满出耳。

客曰：闻姜便吐，亦生气之升乎？曰：血流在胃，缓因药力，姜气辛烈，触彼将来之势，遂复涌起，无足怪者。

客曰：未吐血时，先见神昏者何故？曰：此畜血之征也。血在上则喜忘，在下则如狂。昏，正喜忘之别称，躁妄，如狂之气象也。心主血，又主神，血无主则妄动，神无主而狂与忘随之矣。

客曰：心气不足，与脉合否？曰：从病以来，脉气弦弱，独左寸不透，正心气不足之征，而弦则肝之变动，为寒外束之象也。

客曰：吐血之因于寒，义有三隅之反，则风暑燥湿四

---

① 寒水合德：谓寒药与阴邪相合。

② 燔焫（ruò 若）：燃烧，喻阳气之升发。

气亦可例之否？曰：天地之间，六合之内，气一而已。因时之化，则有六者之别，实五气耳，谓之同品。可以因寒，自然四气亦可例之矣。然亦可以推深而论，如吐血，病之一证也。则凡可以证称者，皆当用五气贯之，此则万病之肯綮也。

客曰：病若亟时，脉已散乱，当主何者用药？曰：此当据症，不必脉也。方此之际，生死在指顾①中，如两军相敌，非此则彼，全在主将有胆力以持之耳。念昔曾治一通家子②，暮方吐血，心烦目眩，眷属环绕，惊惶扰乱。余乃遣其眷属，一手扶掖③，一手与药，久之自烦而运。乃按胆隐忍，坚持不失，俟自安定，再与调护，遂得转危为安。可见主之者须要大有力量，拼④身向往，病者方有依怙⑤。若不按胆，不耐性，顾己身，不顾人命，呼吸之间便分生死，安可忽诸？

---

① 指顾：一指一瞥，形容情势紧急。
② 通家子：对世代交谊的晚辈男性之称。
③ 扶掖：搀扶。
④ 拼（pīn 拼）：不顾惜。
⑤ 依怙（hù 户）：依靠。

跋

　　钱塘卢不远明之，万历、天启间人。虽隐于医，然不妄交游，生平与闻子将、严忍公诸文人诗酒往来，为肺腑友。其没①也，严印持为作传，徐之垣为作行状，李长蘅为作墓表，陈元晖为作志铭，悉一时名士，他可知矣。又尝游憨山、莲池、闻谷三大师之门，故于释理尤多解悟。尝言上双径白云山访闻谷师，聆其谈参禅悟道法，因思医道亦当从参悟入门，如河间是从火郁发之一句悟入，东垣是从阳生阴长一句悟入，立斋是从一者因得之②一句悟入。既得入门，则中堂奥室③自能触处皆通矣。其所著有《金锁释文》，有《芷园覆余》，有《芷园日记》，有《药性题后》，有《本草约言》，有《勘方》，有《仰背侧人图说》诸种。其语多另出新义，不袭前人牙后慧④，阅之能启发人无限心智，盖由参悟而得者，故如此。晚年又著《本草博议》，未成而病亟，嘱其儿子由续之，曰：是书成，吾不死矣。其后，子由别撰《本草乘雅》，中间所引先人《博议》云云，即其书也。读者见

---

　　① 没：通"殁"。《说文通训定声·履部》："没，假借为'殁'。"
　　② 一者因得之：语出《素问·移精变气论》。
　　③ 中堂奥室：喻学问之主干与隐曲。中堂，正厅。奥室，内室。
　　④ 牙后慧：即牙慧。典出《世说新语·文学》。原谓言外的理趣，后指旧有的观点、见解和说法等。

其竖义①能发前人所未发，欲尽求原稿读之，不知原稿已尽载《乘雅》中矣。

乾隆乙酉涂月②立春前二日甲子钱江③王琦④跋

---

① 竖义：阐说义理。

② 涂月：夏历十二月的别称。

③ 钱江：指杭州。

④ 王琦：清代钱塘（今杭州）人，字载韩，号琢崖，辑医书十二种成《医林指月》。

校注后记

《芷园臆草存案》，明代卢复著，医案著作，不分卷，载自选医案 20 则，为卢复的医案自选专集。现将有关情况综述如下。

一、作者生平

卢复，字不远，号芷园，明代钱塘（今杭州）人，生年不详，卒于 1627 年，主要生活在明万历、天启年间。卢复早岁习儒，后攻医学，与当时名医缪希雍、王绍隆、易大艮等过往甚密。医术高卓，善谈医理，有一定社会影响。《钱塘县志》称"与子之颐善疗奇疾，凡尸蹶㾴风，投剂无不立愈"。

卢复精研佛理，与当时名僧如憨山、莲池、闻谷等多交往。论病常涉佛理，因而《浙江通志》称"习岐黄，兼通大乘，剖疑晰理，解悟不滞"。卢复善解悟释理，认为"医道亦当从参悟入门"，称"河间是从火郁发之一句悟入，东垣是从阳生阴长一句悟入，立斋是从一者因得之一句悟入"，因而其论说病机常有新意，与众家迥然不同。明·王肯堂在《肯堂医论》中附录卢复存案十二则，并称"卢不远先生所著各种，其语多另出新义，兹编亦系抄藏秘本，久恐湮没失传，特附录之《肯堂医论》卷下"，可见对卢复之学的重视。

卢复著述较丰，但亡佚者多，如《金镈释文》《本草约言》《仰背侧人图说》等，今皆不传。《中国中医古籍总目》著录有卢复所辑《神农本经》三卷，为现存《神农本草经》辑本较早者。另有《芷园臆草题药》《芷园臆草存案》和《医种子》。《芷园臆草》原为丛书，包括《覆余》《日记》《题药》《勘方》《存案》五种，今仅存《存案》《题药》二种。《医种子》亦为丛书，包括《医经种子》《医论种子》《医方种子》《医案种子》。另有《本草纲目博议》，原书亦亡，仅部分内容可见于其子卢之颐所撰《本草乘雅半偈》中。

卢复好交游，喜论说，与其子卢之颐创侣山堂，为我国最早的书院式医学教育机构，张志聪、张遂辰等常从游于此。卢复与"据经以疏义，缘义以致用"之缪希雍、王绍隆等名医多有往来，而其尊经崇古的情结更胜于缪希雍等辈，成为明末医学"尊经派"的领衔人物。他重视医学经典的研习，认为医家习《素》《灵》《难》与《本经》是"第一要义"，由此确定了用以基础学习和临床实践的《医种子》，如《医经种子》为《神农本草经》《难经》，《医论种子》为《伤寒论》《金匮要略论》，《医方种子》为《伤寒方》《金匮要略方》，《医案种子》为《扁鹊仓公传》《薛立斋医案》。卢复认为"此书虽八，从经生论，从论生方，从方生案，一线穿成"，表现了系统的医学教育思想。

二、关于《芷园臆草存案》

《芷园臆草存案》系卢复"因思廿年作医，其昭著人耳目、真实得意处，颇有限量，因随记数则"而成，载案仅 20 则，可知非医案之集，而是精选之案，篇幅虽短，用心则深，而目的则在"普请博识大方，洞察一生败阙"。《医籍考》引《钱塘县志》称其人"习岐黄，兼通大乘"，其落落不与寻常同，或与此有关。其曰"芷园"者，取香味令人止步的草药园之意，因用为己号；其曰"臆草"者，取臆测草草完成谦虚之意，因用为存案。因己案切于用，编次成书，故名"芷园臆草存案"。

《续修四库全书提要》载"芷园臆草存案一卷，明卢复撰"。卢复在《芷园臆草勘方》题词中称"甲午学医，读诸方括"，按甲午为明万历二十二年（1594）。在《芷园臆草存案》题词中称"辛酉病间，出寄紫芝禅室……因思二十年作医，其昭著人耳目、真实得意处，颇有限量，因随记数则"，此题词作于"癸亥孟夏"，则《芷园臆草存案》作于明天启元年（1621）至天启三年（1623）间。《芷园臆草存案》明代未有刊行，至清乾隆年间始有刻本。

《中国中医古籍总目》载《芷园臆草存案》版本如下：清乾隆三十年（1765）刻本，中国医学科学院图书馆、上海中医药大学图书馆有藏；清乾隆刻本、1935年昶熹抄本，此二本仅国家图书馆有藏；抄本，苏州市图书馆、苏州大学医学院图书馆、浙江省中医药研究院图书馆各藏一种；《医林指月》本。按《医林指月》为清代王琦所辑医学丛书，有清乾隆三十四年（1769）宝笏楼刻本、清乾隆刻本、清光绪二十二年（1896）上海图书集成印书局铅印本等。《芷园臆草存案》还被《八千卷楼书目》《观海堂书目》收录。

中国中医科学院图书馆所藏清乾隆三十四年（1769）宝笏楼刻本每半页十行，行二十字，校勘精审，刻工细致，全书几无讹误，此次整理用为底本。浙江省中医研究院图书馆所藏抄本书写工整，笔画清晰，并有句读，质量甚良，用为主校本。参校以清光绪二十二年（1896）上海图书集成印书局铅印本及《续名医类案》。

《芷园臆草存案》清乾隆三十四年（1769）宝笏楼刻本首载卢复"自记"一篇，述著作缘由。次载自万历三十三年（1605）至天启二年（1622）间医案二十则，后有王琦跋一篇。《芷园臆草存案》二十案（其中末案"吐血"为卢复与其子卢之颐合治之案）原无标题，病证依次为伤寒、外风挟饮、便血、瘟疫、小肠疝、呃逆、佝偻病、眩晕、痿证、伤寒蓄血、呕吐、失眠、脐疝、口疮、善恐、纳呆、疮疡、谵妄、水肿、吐血。医案先述病状、诊治及疗效，后则以问答形式进行议论，与仅列诊治者不同。案虽有限，所涉则广，凡外感、内伤、外科及杂症无不及之。

考其医案特色，大致有如下三点：

重视治本：如某士人作文受寒，服发散药，反见热盛汗多，竟至昏不识人，脉浮大无伦，卢复认为"大凡治病，先求其本，不可泥其形症……此病原从思虑时受寒，政为心火不及而受水侮，此是病本，更兼多行发散，重虚其心"，于是"内立真主"，以人参、附子大补心阳而治愈。

重视脉诊：如某妇"寒热大作，呕吐不食"，众皆以为伤寒，卢复"脉之左关鼓指，不连于寸，两尺滑搏，于左独加"，断为孕男，用透肝之剂而愈。人问其何以愈病，他称"医名方脉者，须察脉以定方也。人唯伺其症，而不循其因，是以失之。今脉具在，不为症瞒，因病发药，故其言验也"，不仅重视脉证合参，且以"方脉"二字解释"医"之含义，前无此说。

重视议病：清初喻嘉言作《寓意草》，强调先议病后用药，认为"病经议明，则有是病即有是药，病千变，药亦千变"。《芷园臆草存案》各案多先述诊治，后以问答形式议病。问者或为"客"（伤寒误治案），或为"主"（瘟疫案），或为"僧"（便血案），或为患者（纳呆案），或为患属（小肠疝案），或为确定的他人（脐疝案），或为不定的他人（痿证案），答则论其病因病机，证治方法，虽不似《寓意草》之洋洋洒洒，亦足揭其肯綮，于此则"议病"不自喻嘉言始。

总之，《芷园臆草存案》案虽有限，所涉则广，凡外感、内伤、外科及杂症无不及之，反映了卢复对复杂病证的独特见解与精湛医技，体现的学术特色大致有重视治本、重视脉诊、重视议病等三个方面，同时也反映出作者本人的佛学思想，对研究临床证治有一定的参考价值。

总 书 目

I

本　草

淑景堂改订注释寒热温平药性赋

方　书

医便

卫生编

袖珍方

仁术便览

古方汇精

圣济总录

众妙仙方

李氏医鉴

医方丛话

医方约说

医方便览

乾坤生意

悬袖便方

救急易方

程氏释方

集古良方

摄生总论

摄生秘剖

辨症良方

活人心法（朱权）

卫生家宝方

见心斋药录

寿世简便集

医方大成论

医方考绳愆

鸡峰普济方

饲鹤亭集方

临症经验方

思济堂方书

济世碎金方

揣摩有得集

叇斋急应奇方

乾坤生意秘韫

简易普济良方

内外验方秘传

名方类证医书大全

新编南北经验医方大成

临证综合

医级

医悟

丹台玉案

玉机辨症

古今医诗

本草权度

弄丸心法

医林绳墨

医学碎金

医学粹精

医宗备要

医宗宝镜

医宗撮精

医经小学

医垒元戎

证治要义

松厓医径

扁鹊心书